UNE

MISSION A SCHWALHEIM

Les Eaux. — Le docteur Fleury. — L'hydrothérapie rationnelle

PAR

Le docteur Ch. VAN ESSCHEN

MÉDECIN DE BATAILLON DE 1re CLASSE

DEUXIÈME ÉDITION

PARIS

IMPRIMERIE PARISIENNE — DUPRAY DE LA MAHÉRIE
Boulevard Bonne-Nouvelle, 26, (impasse des Filles-Dieu, 5.)

1866

UNE

MISSION A SCHWALHEIM

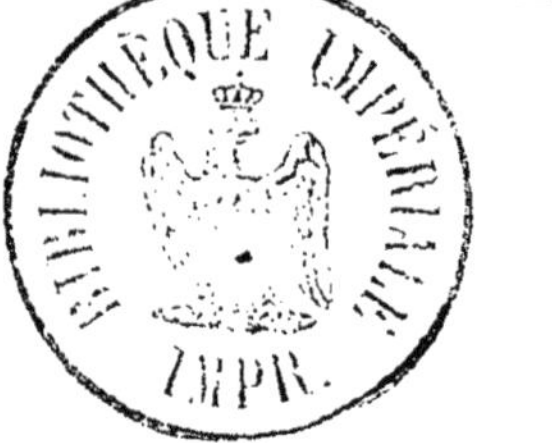

UNE

MISSION A SCHWALHEIM

Les Eaux. — Le docteur Fleury. — L'hydrothérapie rationnelle

PAR

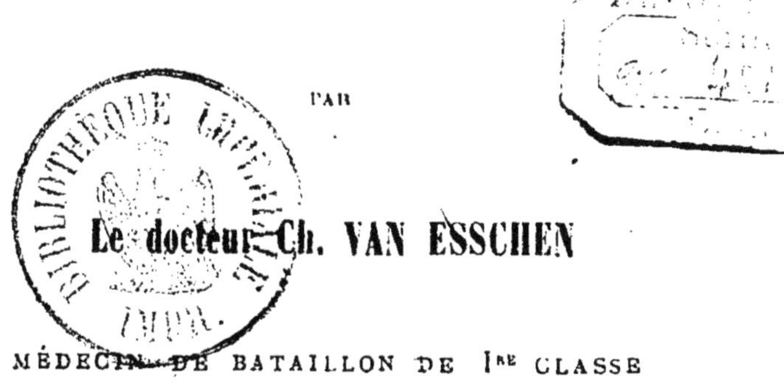

Le docteur Ch. VAN ESSCHEN

MÉDECIN DE BATAILLON DE Iʳᵉ CLASSE

DEUXIÈME EDITION

PARIS

IMPRIMERIE PARISIENNE. — DUPRAY DE LA MAHÉRIE

Boulevard Bonne-Nouvelle, 26, (impasse des Filles-Dieu, 5)

1866

PRÉFACE

Nous croyons ne pouvoir mieux faire connaître le but et le résultat de notre mission à Schwalheim, qu'en reproduisant la circulaire suivante, adressée par M. l'Inspecteur général du service de santé de l'armée ,aux chefs des établissements sanitaires du royaume :

« L'efficacité de l'hydrothérapie *rationnelle* dans le traitement d'un grand nombre de maladies chroniques et aiguës est un fait acquis à la science. En présence des succès constants et incontestés obtenus par cette méthode puissante, notamment dans les cas de fièvres intermittentes anciennes et rebelles, j'ai pensé que le moment était venu de faire entrer cet agent, nouveau pour nous, dans notre arsenal thérapeutique et de faire participer nos malades à son influence bienfaisante. Je me suis en conséquence mis en devoir de proposer à M. le Ministre de la guerre de charger un de nos médecins d'aller étudier, à Schwalheim, dans l'établissement même du fondateur de la méthode, les différents appareils hydrothérapiques, leur installation, leur mode d'action, ainsi que leurs diverses applications, autrement dit le manuel opératoire.

» M. le lieutenant-général baron Chazal, toujours désireux et empressé de doter l'armée de tout ce qui peut concourir à augmenter son bien-être, et soucieux, par-dessus tout, de la santé de nos soldats, a bien voulu accueillir mes propositions, et donner immédiatement des ordres pour que le médecin de bataillon de 1ᵣₑ classe Van Esschen fût envoyé en mission auprès de M. le docteur Fleury.

» A l'issue de sa mission, le médecin de bataillon Van Esschen a adressé à M. le Ministre de la guerre un rapport circonstancié (dont un extrait sera ultérieurement publié dans les *Archives*) et qui a donné lieu de ma part à plusieurs propositions. Toutes ont été agréées par M. le Ministre. Elles consistaient principalement :

» 1° A installer un établissement hydrothérapique à l'hôpital militaire de Bruxelles;

» 2° A accueillir l'offre généreuse faite par M. Fleury de venir, sans autre intérêt que celui de la science et de l'humanité, initier notre corps de santé à la doctrine et à la pratique hydrothérapiques;

» 3° A mettre à la disposition de l'éminent professeur une salle de malades à traiter par ses procédés, et propres à lui fournir les éléments d'un cours de clinique médicale.

» Je viens vous annoncer aujourd'hui, messieurs, que toutes ces mesures ont reçu leur exécution ou sont en voie de la recevoir. Les leçons cliniques, compre-

nant l'exposé dogmatique de la méthode, commence-
ront à l'hôpital de Bruxelles, à dater du 18 novembre
prochain; elles seront continuées les lundis, mercredis
et vendredis, à trois heures de relevée.

» Voulant que les malades des autres garnisons
puissent profiter des avantages du traitement hydrothérapique, M. le Ministre de la guerre a également
décidé que les médecins chargés en chef du service des
établissements sanitaires, pourront, après y avoir été
autorisés par moi, évacuer à Bruxelles quelques-uns
de leurs malades. Les affections auxquelles il sera particulièrement permis d'appliquer cette mesure sont les
fièvres intermittentes rebelles, les engorgements chroniques des viscères (foie, rate, reins), les chloro-ané-
mies, les rhumatismes chroniques, musculaires et
articulaires, les albuminuries récentes, les gastrites
chroniques, les gastralgies, les entéralgies et toutes les
névralgies en général, les cachexies, suite de fièvres
intermittentes, les affections syphilitiques constitution-
nelles, les hydarthroses, les tumeurs blanches non sup-
purées, les tumeurs articulaires, les convalescences
lentes, etc.

» Aux demandes d'autorisation devront être jointes
les histoires des maladies.

» Vous voudrez bien porter la présente à la connaissance de tous vos subordonnés.

» Bruxelles, le 6 novembre 1863.

» *L'Inspecteur général,*

» Dr VLEMINCKX. »

A MONSIEUR LE LIEUTENANT-GÉNÉRAL BARON CHAZAL,

MINISTRE DE LA GUERRE

Monsieur le Ministre,

Dans votre constante sollicitude pour tout ce qui touche au bien-être de l'armée, vous avez voulu vous éclairer sur la valeur d'une méthode de traitement des fièvres intermittentes qui s'est révélée au monde mé-·dical par des succès éclatants, et vous avez daigné me charger de recueillir les renseignements propres à fixer votre jugement. Arrivé au terme d'une mission dont j'apprécie hautement la gravité, parce qu'elle est toute d'honneur et de confiance, j'ai l'honneur, Monsieur le le Ministre, de déposer entre vos mains le modeste travail où j'ai consigné les observations qui m'ont paru avoir quelque intérêt.

Je n'ai pas cru, Monsieur le Ministre, devoir m'en tenir, dans ce mémoire, aux termes précis de votre ordre. Un examen superficiel de l'hydrothérapie rationnelle m'a bientôt appris que la médication antipériodique n'est qu'une des nombreuses applications de cette puissante méthode. Son efficacité dans les fièvres d'accès étant aujourd'hui un fait acquis et démontré sans conteste, j'ai pu me borner, à cet égard, à la comparaison des faits multipliés que la science possède, et à l'étude, plus importante encore, du procédé opératoire, du *modus faciendi*.

Le mode d'opérer, il convient d'y insister dès à présent, est tout en hydrothérapie, et nous n'aurons la certitude de lui voir déployer sa toute-puissance en Belgique, qu'après que le maître sera venu lui-même initier notre corps médical à cette méthode surprenante, au-dessus de laquelle se déroule une doctrine médicale qui marquera une ère nouvelle dans les fastes de la science, après que le clinicien sera venu nous faire toucher du doigt les ressorts secrets de son magique instrument.

Si j'ai insisté quelque peu sur l'application de la méthode hydrothérapique à la phthisie pulmonaire, c'est que les résultats que j'ai vus se produire sur moi-même m'ont tellement frappé, par leur promptitude et leur étendue, que j'aurais pensé manquer à un devoir, en ne rendant pas un compte spécial de ce moyen salutaire dans une affection aussi redoutable et aussi répandue.

En dehors des applications thérapeutiques, l'hydrothérapie nous offre l'agent hygiénique le plus énergiquement actif que nous connaissions; son influence bienfaisante dans l'éducation de la jeunesse passera bientôt, j'en ai la conviction, à l'état de fait acquis, d'axiome indiscuté. Sous votre irrésistible initiative, Monsieur le Ministre, notre École d'enfants de troupes pourra devenir le centre d'où cette régénération sociale prendra son essor, pour répandre ses bienfaits sur tous les établissements d'instruction du pays et de l'étranger.

Un chapitre spécial a été consacré à la source de Schwalheim, à la Fontaine de vie; l'échantillon que M. le docteur Fleury a fait mettre gracieusement à votre disposition, vous permettra de juger de la véracité de mes appréciations touchant cette eau remarquable.

Puisse ce premier mémoire, malgré ses imperfections, répondre en partie à vos intentions; puisse-t-il surtout, Monsieur le Ministre, contribuer à vous convaincre qu'il existe une méthode médicale et hygiénique rationnelle et efficace, exempte des tâtonnements et des mécomptes trop fréquents de la médecine du jour; qu'il est urgent, humain et politique de faire participer nos populations civiles et militaires, saines et malades, à son action bienfaisante. Puissiez-vous, Monsieur le Ministre, mettre la main à cette œuvre humanitaire, et l'on peut affirmer, sans crainte de se tromper, que vous attacherez votre nom à l'un des grands faits scientifiques et sociaux dont notre Belgique aura été le théâtre.

Je suis avec le plus profond respect,

Monsieur le Ministre,

Votre très-humble et très-obéissant serviteur,

CH. VAN ESSCHEN.

Schwalheim, le 20 août 1863.

INTRODUCTION

Le 20 juin 1863, je reçus, par l'intermédiaire de
M. l'Inspecteur général du service de santé de l'armée,
et comme suite aux propositions de ce haut fonction-
naire, l'ordre suivant :

« Il est ordonné au médecin de bataillon de 1re classe
» Van Esschen, Charles-Jean, du 1er régiment d'artille-
» rie, détaché à Bruxelles, de se rendre à Schwalheim
» (Hesse), à l'effet d'y étudier le traitement hydrothé-
» rapique des fièvres intermittentes, pratiqué par le
» docteur Fleury.

» Le Ministre de la guerre par intérim,

Par ordre :

» Le Colonel directeur de la 2e Division (Personnel).

» (Signé) GUILLAUME. »

Au moment où je reçus cet ordre de mission, si flat-
teur pour un jeune officier de mon grade, je me trouvais
dans la plus pénible des positions. Depuis un mois je
n'avais pas quitté la chambre. L'implacable affection

qui me mine sans relâche, la terrible phthisie, puisqu'il faut l'appeler par son nom, m'avait jeté dans une de ces périodes d'accablement et d'impuissance, dans lesquels le seul amour de la famille peut encore soutenir notre courage abattu.

Je ne sais si la perspective d'un long voyage, avec ses mille émotions et, par-dessus tout, la pensée de me trouver en contact avec l'un des praticiens les plus justement renommés de notre époque, eurent la vertu de secouer et de ranimer mes membres épuisés ; toujours est-il qu'une légère amélioration se produisit dans mon état, et je pus, sans trop d'efforts, me préparer à obéir aux ordres de M. le Ministre de la guerre.

Je quittai Bruxelles le 2 juillet, soutenu par la plus dévouée des compagnes. La chaleur était accablante (30º centigrades); l'air manquait; ma poitrine haletante suppléait par la rapidité des mouvements au défaut d'oxygène. — « Jamais je n'arriverai ! » — Telle fut souvent ma pensée pendant cette pénible journée.

Le lecteur bienveillant voudra bien me pardonner, si j'entre parfois dans des détails qui semblent complétement étrangers au but de ma mission, car il me serait bien difficile de m'en tenir à une aride description des appareils hydrothérapiques et de leur application à un cas pathologique spécial, la fièvre intermittente. D'ailleurs, qu'on veuille bien le remarquer, l'hydrothérapie rationnelle du docteur Fleury est une merveilleuse méthode thérapeutique et hygiénique dont les inépuisables ressources sont totalement ignorées en Belgique. Les applications de l'eau froide ne constituent pas seulement le moyen curatif le plus puissant dont l'art dispose dans une foule d'affections chroniques et aiguës, internes et chirurgicales, ce sont encore, comme on le verra plus loin, les gardiennes les plus sûres de la santé de l'homme ; elles forment, avec la gymnastique, le levier à l'aide duquel il sera possible de relever la génération naissante et d'arrêter la décrépitude physique de l'espèce.

Et si je mêle mon histoire personnelle au récit des choses étonnantes qu'il m'a été donné de voir, ce n'est certes point par un ridicule sentiment de vanité ; c'est pour obéir au plus impérieux des devoirs : je veux faire connaître à mes trop nombreux compagnons de souffrance, qu'il existe en dehors des pilules de Churchill, de l'huile de poisson et de leurs innumérables adjuvants, un agent énergique et naturel, capable de ranimer le flambeau presque éteint de leur existence, de calmer des tortures devenues incessantes et de leur faire goûter, pendant longtemps encore, les sensations oubliées de ce bien-être indéfinissable qu'on appelle la santé.

N'est-ce donc rien, lorsque le corps médical entier vous abandonne et vous fuit comme un paria repoussant, comme un témoin indiscret de l'impuissance de l'art, et surtout comme une preuve parlante de l'égoïsme et de l'ignorance du plus grand nombre, lorsque les principes connus de la science vous empêchent de vous attacher aux promesses captieuses de la Revalescière et du charlatanisme ; n'est-ce donc rien, en ce moment suprême et terrible où une larme de désespoir ultime vient rouler dans le sillon de votre joue décharnée, et où, portant sur votre famille éplorée un long regard enflammé par la fièvre d'adieu, vous vous arrachez à tout ce qui vous fut cher ; n'est-ce rien que de rencontrer un homme qui, vous prenant la main, ose et puisse vous dire : « Mon ami, vous êtes phthisique ; confiez-vous à moi, je ne vous abandonnerai pas d'un jour ni d'un instant ; j'ai l'espérance fondée et la volonté ferme de vous rendre aux vôtres et au bonheur ! »—Et quand cet homme fidèle, à sa noble promesse, surmontant tous les obstacles, toutes les appréhensions, toutes les difficultés, avec une persévérance que je ne puis comparer qu'à son savoir, réussit à vous rendre en peu de jours ce que vous demandiez vainement au ciel dans vos ardentes prières : les forces, l'appétit, le sommeil, n'est-ce pas un devoir sacré de divulguer le fait, de l'annoncer au monde, et, s'il fallait un volume pour célébrer le nom d'un pareil bienfaiteur, la reconnaissance ne devrait-elle pas trouver une plume pour l'écrire !

Après avoir admiré par une splendide journée de juillet les magnificences tant de fois décrites et chantées du Rhin, de ce fleuve incomparable ; après avoir attaché pendant quatorze heures mon esprit avec mes yeux à ces bords témoins de tant de gloires, d'oppressions et de crimes, je fis relâche à Mayence, place de guerre de premier rang, gardée par une triple garnison d'Autrichiens, de Prussiens et de Hessois. Le lendemain, je pris le chemin du Mein-Wezer qui me conduisit à Francfort-sur-Mein et de là à Nauheim, station thermale renommée.

Nauheim est situé au pied des monts Taunus, dans un site des plus pittoresques, à égale distance de Francfort-sur-Mein et de Giessen, la ville universitaire illustrée par Liebig. De Nauheim à Schwalheim, la distance est d'environ trois kilomètres, que l'on franchit rapidement à l'aide de voitures qui font constamment le trajet.

I.

SCHWALHEIM.

Fons vitæ saliens gemmas effundit in herbam;
Merge, puer, pateram, sub pede vita fluit.

MÉRY.

La route qui mène à Schwalheim est tracée au milieu d'un immense verger; elle est bordée d'une double rangée non interrompue de pommiers, au tronc court, aux rameaux étendus, vigoureux et horizontaux, ressemblant par leur ensemble à de larges champignons de verdure. A partir du village et jusqu'à la source, les pommiers font place à d'énormes cerisiers d'une végétation luxuriante et fléchissant sous le poids des plus beaux produits que l'on puisse admirer. Avant d'atteindre le hameau de Schwalheim, le chemin est coupé par les *salines* qui extraient le chlorhydrate de soude des eaux de Nauheim. Les salines de Nauheim sont de grands remparts de 50 mètres de hauteur formés de fascines superposées, *bâtiments de graduation* à travers lesquels on fait filtrer les eaux qui s'y débarrassent de leurs sels calcaires et de leur oxyde de fer, pour ne conserver que le sel sodique, qui est ensuite isolé par ébullition dans des chaudières.

Une chose qui mérite de fixer l'attention du touriste, c'est le moteur essentiellement primitif qui sert à élever l'eau de la source à la hauteur du plan supérieur des fascines. Ce moteur est représenté par un grand moulin à auges, mû par une petite rivière, la Wetter; le moulin transmet, par l'intermédiaire d'une grossière bielle en bois, un mouvement horizontal de va-et-vient à un bras de levier, constitué par des troncs de sapin ajustés bout à bout sur une étendue d'*un kilomètre et demi;* cette tige énorme est soutenue à des distances de 8 à 10 mètres par de petits trains en fer à deux roues, se mouvant sur des rails, lesquels sont supportés par des pans de maçonnerie. Une pompe aspirante et foulante est mise en jeu par cet interminable bras de levier.

Schwalheim est un petit village d'environ 300 habitants, admirablement situé dans la vallée de la Wetter, sur le versant d'une colline que d'innombrables arbres fruitiers transforment en un jardin sans limites. Le village se trouve sur les confins de la Hesse-Electorale et du duché de Hesse-Darmstadt. A dix minutes plus à l'Est, on arrive à la source renommée de Schwalheim. Tout à côté de l'établissement et dans la même direction Est, on voit s'élever du sein des vertes prairies les rejetons de la célèbre forêt de Varus. Arrêtons-nous-y un instant.

Le paysage est des plus charmants que l'on puisse rencontrer. La vallée est large et fertile, elle est boisée d'aulnes et de frênes au port peu élevé, et entrecoupée par les circonvolutions capricieuses de la Wetter, qui promène ses eaux nonchalantes au milieu de riants pâturages. Le seul chant des oiseaux vient ici frapper les oreilles du voyageur émerveillé. Au loin, la vue est bornée par la chaîne pittoresque des monts Taunus, dont les verdoyants sommets se dessinent sur l'azur des cieux, et au-devant desquels se projettent en relief le clocher aigu de Schwalheim et les tours crénelées du château de Friedberg.

Des souvenirs historiques du plus haut intérêt se rattachent à la forêt de Schwalheim. Suivant l'interprétation donnée par Méry à un passage de Tacite, ce fut en cet endroit que, peu d'années avant l'ère chrétienne, les légions de Varus furent défaites et détruites par Arminius.

Le désastre de Varus produisit une consternation profonde à Rome et dans tout l'empire; l'empereur Auguste en fut inconsolable : les défaites de Trasimène et de Cannes seules lui sont comparables.

Cette indication mise en lumière par la plume entraînante de Méry, provoqua des fouilles qui furent pratiquées en septembre 1856 dans les *paludes et fallaces campos* de la forêt, en présence des princes Frédéric-Guillaume et Maurice de Hesse-Cassel, en présence de plusieurs savants archéologues anglais et allemands. A une profondeur de quinze pieds on trouva une quarantaine de médailles à l'effigie de Germanicus, d'Auguste, d'Antoine le Pieux et de sa femme Faustine, de Galba, de Titus, de Trajan, etc.; ces médailles, de cuivre et d'argent, étaient parfaitement conservées et furent en partie offertes au grand-duc électeur de Hesse. D'autres objets de cuivre en grand nombre, ayant appartenu aux armures des soldats romains, furent également retirés de la tranchée, où ils avaient séjourné pendant dix-huit siècles.

Après avoir abreuvé les guerriers sanglants de l'époque romaine, puis ceux du moyen âge, la source de Schwalheim n'est plus visitée aujourd'hui que par de timides jeunes filles et de faibles malades. Méry a heureusement dépeint cette transition civilisatrice dans les jolis vers suivants :

SCHWALHEIM

AUTREFOIS ET AUJOURD'HUI.

Soit récente, soit lointaine,
L'histoire du genre humain
Nous dit que cette fontaine
Etait sur le grand chemin
Que fonda, chose certaine,
Le bras du peuple romain.
Or, sur la terre où nous sommes,
Au pied de cette villa,
Ont passé tous les grands hommes,
Depuis César et Sylla.
Ils avaient tous la manie
De se rendre en Germanie,
La torche et le glaive aux mains,
Pour teindre de sang les herbes,
Aux sillons brûler les gerbes,
Et massacrer les Germains.
Cette sanglante folie
Dura longtemps; l'Italie
Etait un épouvantail,
Et devant ce coin de terre,
Elle vint, avec sa guerre,
Défiler toute, en détail.
Et la naïade germaine,
Fille de ce beau domaine,
Par devoir toujours humaine,

Désaltérait le passant ;
Et même après les batailles,
Recevait quelques médailles,
Cicatrisait les entailles,
Et dans l'eau lavait le sang.
Puis nous vint le moyen âge,
Autre époque de carnage,
Où les neveux des Gaulois,
Sur le Rhin et sur la Sambre,
De janvier jusqu'en décembre
Venaient faire des exploits.
Comme le bon Charlemagne
Ils passaient en Allemagne,
Cherchant Varus dans les bois ;
Mettant, à chaque village,
Et les fermes au pillage
Et les fermiers aux abois.
C'était une belle époque !
Le sage, il est vrai, s'en moque ;
Mais il a tort : c'est si beau
De faire d'une prairie
Un chantier de boucherie
Et d'un jardin un tombeau !
Sur ces monts, dans ces vallées,
Aux flancs de ces coteaux verts,
Dans ces bois remplis d'allées,
Sur ces prés de fleurs couverts,
Des hommes de forte race,
Revêtus d'une cuirasse,
Coiffés d'un casque de fer,
Au gré de leur folle envie,
Trouvant trop longue la vie,
Sur terre mettaient l'enfer.
C'était, affirme l'histoire,
Pour acheter cette gloire,
Que le faible vend au fort,
Et qu'on paye à la frontière,
Au marché d'un cimetière,
Avec des têtes de mort !
La fontaine, toujours bonne,
Ne refusait à personne

Son trésor rafraîchissant,
Et le vainqueur de la plaine
Y buvait à perdre haleine,
S'il avait trop bu le sang !
C'est une autre heure qui sonne :
Gustave-Adolphe en personne,
Arrive avec des canons ;
On vient d'inventer la poudra ;
L'homme à Dieu prenant la foudre
A crié : Nous le tenons !
Les dards, les lances, les flèches,
Faisaient de petites brèches,
Peu de mal et peu de morts ;
Mais le canon déracine
Dans la campagne voisine
Les tours et les châteaux forts.
L'artillerie est en aide,
Au héros de la Suède,
La flamme est dans les deux camps ;
La bombe part, l'obus roule,
La citadelle s'écroule,
On se bat sur des volcans.
Adieu les belles ogives !
Adieu l'art des Byzantins !
Les murs aux arêtes vives !
Chefs-d'œuvre grecs et latins !
Temples à l'auguste enceinte,
Pierre antique, pierre sainte,
Nid d'aigle, tour de géant,
Cintres purs, frontons sublimes,
Du ciel tout tombe aux abîmes,
Tout est ruine et néant !
Dalle aux herbes mêlées,
Donjons, frises crénelées,
Tout fuit au fond des vallées,
Le rocher nu reste seul :
Et la riante nature
Sème sur eux sa verdure,
La fleur brode sa parure,
Le lierre étend son linceul !

Il est bien temps qu'on respire ,
Oh! non!... un écho lointain
Trouble, d'Heidelberg à Spire,
Le beau pays palatin.
C'est fini ; tout recommence
Par un incendie immense
Dont Louvois est le parrain ;
Louvois s'ennuie à Versailles,
Il faut encore des batailles,
Sur le Taunus et le Rhin !
On aime la tragédie !
Il est si beau, l'incendie !
Et cela coûte si peu !
Puis, l'histoire aime à dépeindre,
Quand le soleil va s'éteindre,
Trente villages en feu !
Car l'histoire est très-friande
De cadavres et de sang ;
Le lecteur toujours demande
Un chapitre saisissant :
Il faut donc bien qu'elle rende
Son charnier intéressant.
Il faut que l'histoire vive !
Songeons à l'historien ;
Que voulez-vous qu'il écrive,
Si vous ne lui donnez rien?
La paix n'est pas amusante ;
Le repos est ennuyeux ;
Ce qu'il faut qu'on nous présente
Dans les peuples, nos aïeux,
Comme lecture plaisante,
C'est l'éternel parchemin,
Archives d'un long carnage,
Que, dès l'aube de son âge,
Conserve le genre humain ;
Fleuve de sang dont la route
Fut ouverte avant Babel,
Et dont la première goutte
Sortit des veines d'Abel !

Oui, sur le sol où nous sommes,
Ont passé tous les grands hommes ;

Ce jardin a dû les voir,
Et sa fontaine chérie
Sur la pelouse fleurie,
Par eux ne fut point tarie
Au fond de son réservoir;
Seule, quand l'homme en démence,
Chaque siècle recommence
Son feu de bataille immense
Seule, elle fait son devóir.
Enfin, la sainte sagesse
Que l'homme attendait sans cesse
Vient éclairer tous les yeux;
Le doux calme est dans l'espace,
Et savez-vous ce qui se passe
Aujourd'hui, dans ces beaux lieux,
Savez-vous bien ce qui foule
Le sol où la source coule,
Dans la paix qui vient des cieux?
C'est l'enfant, la jeune fille,
Messagers de la famille,
Qui s'en vont, l'amphore en mains,
Puiser l'eau vive à la source,
Sans redouter dans leur course
Les Français ou les Romains.

II

L'EAU DE SCHWALHEIM

L'âme de joie est ravie
Dans ton jardin enchanté,
O Fontaine de la vie !
O source de la santé !

MÉRY, *Ode à la Fontaine de
Schwalheim*, 1856.

L'eau minérale de Schwalheim est depuis longtemps connue en Allemagne; mais ce n'est que depuis 1860 que les précieuses propriétés de cette source ont été révélées au public, par M. le docteur Fleury.

L'eau de la fontaine s'élève du fond d'un puits jusque près du niveau du sol. Elle est bouillonnante, par suite du dégagement de grosses bulles d'acide carbonique qui s'élèvent à sa surface. Indépendamment de ces grosses bulles, il y en a une infinité de fort petites qui viennent crever à l'air, avec un pétillement continu. Le dégagement d'acide carbonique est tel qu'il met un obstacle absolu au curage de la source. L'année dernière on essaya de vider le puits pour faire ce curage. Il fut impossible d'en venir à bout; les ouvriers étaient menacés d'asphyxie et furent obligés de renoncer à la tâche. A sa sortie de la source, l'eau a une température constante de 8 degrés.

« Cette fontaine qui ne coule pas, mais qui monte avec ses perles éblouissantes, depuis la création du monde, jouit d'une réputation qui a dû la rendre chère aux pélerins, aux voyageurs, aux piétons de tous les temps. Sa belle eau, toujours pure et glacée, n'a jamais été nuisible en été au soldat inondé de sueur. Ce privilége de la source est connu dans le pays à vingt lieues à la ronde, et je vois chaque jour de ma fenêtre des centaines de petits enfants, garçons et filles, qui viennent des campagnes voisines boire avidement à la source de Schwalheim (1). »

Les habitants de Nauheim, de Schwalheim, de Dorheim, de Friedberg ne boivent pas d'autre eau que celle de la fontaine ; l'abondance de celle-ci est telle qu'elle suffit non-seulement à ces nombreux débouchés, ainsi qu'à une exportation déjà considérable, mais que son *trop-plein* a pu alimenter l'établissement balnéatoire, sans qu'il y ait eu besoin de rien emprunter aux deux autres sources dont il dispose.

L'eau de Schwalheim est d'une limpidité parfaite. L'acide carbonique, qu'elle renferme en si grande quantité, s'y trouve à l'état de combinaison intime, de telle sorte qu'après l'avoir versée dans un verre, on voit pendant plusieurs heures des bulles se porter sur les parois du vase et y former une couche non interrompue de perles miroitantes. De là le nom de *Source aux perles* (Perlenbrunnen) donné par les habitants à la source de Schwalheim.

(1) Méry, *Lettres d'Allemagne*.

Cette eau peut rester exposée à l'air pendant vingt-quatre heures sans rien perdre de sa saveur et de ses vertus. Au point de vue de la conservation, on peut la dire inaltérable, puisque, au témoignage du docteur Rotureau (1). elle a pu être rapportée d'un voyage aux Indes et au cap de Bonne-Espérance, aussi agréable et aussi gazeuse qu'au sortir de la source. — On la conserve dans des cruchons hermétiquement clos. Ce fut en Italie que M. Fleury fit la connaissance de l'eau de Schwalheim; celle-ci avait dix-huit mois de cruchon.

La saveur en est extrêmement agréable, rafraîchissante, légèrement piquante et styptique, elle désaltère promptement et pour longtemps; grâce à l'état de combinaison de l'acide carbonique, celui-ci ne se dégage pas de l'estomac en produisant de bruyantes éructations, comme le font les eaux gazeuses en général, mais il se dissipe insensiblement et s'absorbe en partie par la muqueuse gastrique, dont il stimule singulièrement la vitalité.

L'eau de Schwalheim ne se trouble pas et ne dépose jamais; elle se mêle au vin sans en altérer ni le goût ni la saveur; on s'en sert pour étendre des sirops de groseille, de fraise, d'orgeat, et l'on obtient ainsi d'exquises boissons.

« De toutes les eaux minérales d'Allemagne, dit le docteur Rotureau, la source de Schwalheim est celle qui contient le plus d'acide carbonique. » — « La quantité d'acide carbonique que contient l'eau de Schwalheim, dit à son tour M. le docteur Constant James, est bien

(1) *Études sur les eaux minérales de Nauheim*, Paris, 1856, p. 39.

supérieure à celle que l'on rencontre dans les sources de Seltz, Pyrmont, Spa, Bussang, Saint-Alban et tant d'autres qu'on cite comme types des eaux gazeuses (1). »

Il n'est pas nécessaire, d'ailleurs, de recourir à l'analyse chimique pour constater la surabondance du gaz. Il faut à l'eau de Schwalheim des cruchons d'une qualité supérieure et spéciale, sous peine de voir le gaz transsuder, avec pétillement, par les porosités du vase; souvent, pendant ou après le bouchage, des cruchons éclatent avec un bruit semblable à la détonation d'un pistolet; dans un verre rempli d'eau de Schwalheim, l'on voit une quantité considérable de petites bulles de gaz s'accoler aux parois du verre, et le phénomène se prolonge *pendant plusieurs heures;* il se produit encore lorsque le verre a été rempli avec un cruchon qui est resté débouché pendant une demi-journée. Enfin, le sens du goût apprécie parfaitement les qualités gazeuses d'une eau qui a été appelée, à juste raison, le *champagne des eaux minérales,* et qui, à titre d'*eau de table,* de *boisson agréable et saine,* l'emporte de beaucoup sur les autres eaux minérales, et, *a fortiori,* sur l'eau de Seltz artificielle, ce détestable breuvage aussi nuisible à la santé et aux organes digestifs que désagréable au goût.

Mais l'eau de Schwalheim n'est pas seulement *gazeuse,* c'est-à-dire *apéritive et digestive,* elle est aussi *chlorosodique et ferrugineuse,* c'est-à-dire *tonique et reconstitutive.*

Outre l'acide carbonique libre, qui est beaucoup plus abondant dans l'eau de Schwalheim que dans aucune

____

(1) Const. James, *Guide pratique des eaux minérales.* Paris, 1864, p. 299.

autre eau minérale, celle-ci contient encore une certaine proportion de bicarbonate de chaux, de magnésie, de chlorure de sodium, etc., etc. Voici d'ailleurs deux analyses opérées par les sommités de la science :

Analyse de M. le professeur LIEBIG.

Eau. . . . . 1000 grammes.

Principes minéralisateurs.

		gr.
Acide carbonique libre.		2,4100
Bicarbonates	de chaux.	0,7188
	de magnésie	0,0750
	de protoxyde de fer.	0,0124
Sulfate de soude		0,0720
Chlorure de sodium		1,8020
Id. de magnésium		0,1180
Silice.		0,1180
Bromure		traces.
		4,8254

Eau pure, 995,1746.

Analyse de MM. MIALHE et O. HENRY.

Eau. . . . . 1000 grammes.

Principes minéralisateurs.

		gr.
Acide carbonique libre		2,3200
Bicarbonates	de chaux.	0,6540
	de magnésie	0,2140
	de soude.	0,0560
	de protoxyde de fer.	0,0083
Sulfate de soude.	}	0,1880
Id. de chaux		
Chlorure de sodium.	}	1,3280
Id. de potassium		
Id. de magnésium		0,1100
Iodure	}	très-manifestes.
Bromure		
Silice.		
Alumine		
Phosphate. } sensibles	}	0,0599
Lithine		
Matière organique azotée.		
		4,9373

Eau pure, 995,0627.

Il ressort de cette analyse que l'eau de Schwalheim contient deux fois plus d'acide carbonique et moitié moins de chlorure de sodium et de sels de soude que l'eau de Seltz. Elle est donc bien supérieure à cette dernière, ainsi qu'aux eaux de Spa, de Pyrmont, de Condillac, de Bussang, de Saint-Alban et autres. Comme eau de table, l'eau de Schwalheim est incontestablement appelée à devenir d'un usage général, aujourd'hui surtout que les inconvénients des eaux communales se font de plus en plus sentir. Il est positif qu'à Bruxelles, par exemple, l'eau potable devient très-rare et les eaux de la ville ne sont certes pas faites pour y suppléer.

« A la tête des *eaux minérales de table* se place l'eau de Schwalheim, dit M. le docteur Auburtin; nous en avons fait usage nous-même, nous l'avons prescrite à bon nombre de gastralgiques, de dyspeptiques, et nous pouvons affirmer par expérience que les personnes en bonne santé trouveront en elle la plus agréable et la plus hygiénique des boissons, les malades la meilleure des eaux médicales, digestives, toniques et reconstitutives. »

Il est presque superflu de faire remarquer l'énorme différence qui sépare une eau minérale gazeuse naturelle des eaux artificielles si répandues de nos jours. Les chimistes mélangent, la nature combine; aussi dès qu'on débouche une bouteille d'eau gazeuse artificielle, le gaz s'envole-t-il, saluant sa mise en liberté par une détonation qui ne peut charmer que l'oreille du vulgaire. Pour obvier à cet inconvénient, on a imaginé les bouteilles dites à siphon. On a remplacé un inconvénient par un danger. A l'explosion en plein air, on substitue, autant qu'on le peut, *l'explosion en plein estomac*. Pense-t-on que cet organe ne soit pas *fatigué, irrité, épuisé*, à la longue, par une boisson qui se distend tout à coup au point de prendre quatre ou cinq fois son volume ? Une bouteille d'eau de Seltz artificielle débouchée perd tout son gaz en *trois minutes* environ, à une température de

25° centigrades, tandis qu'une bouteille d'eau gazeuse naturelle, à la même température, dégage des bulles de gaz pendant *douze heures* consécutives. De *trois minutes à douze heures*, la distance est grande! Avec l'eau artificielle, le dégagement de l'acide carbonique est instantané; il a lieu au moment même où l'on boit. Avec l'eau gazeuse naturelle, le dégagement du même acide *accompagne la digestion et l'aide jusqu'à ce qu'elle soit achevée.*

L'eau gazeuse *artificielle est une machine à vapeur qui éclate.* L'eau gazeuse *naturelle est une machine à vapeur qui marche.* (Tampier.)

Les propriétés dynamiques et stomachiques de l'eau de Schwalheim sont vraiment surprenantes. Le premier effet produit par l'usage interne de l'eau de Schwalheim est une *diurèse* très-manifeste. M. le professeur Bouillaud, qui a bien voulu, à la demande de M. Fleury, expérimenter l'eau de Schwalheim, a pu craindre, au début, que cette *action diurétique* ne fût trop énergique, et ne devînt une cause de débilitation pour certains malades; mais bientôt il a pu se convaincre que l'excitation rénale ne tarde pas à se calmer, et que, dans les limites où elle est renfermée, on doit la considérer comme un phénomène utile. Dans certains cas, et spécialement dans la gravelle, dans les hydropisies, cette action diurétique est très-précieuse et infiniment préférable à celle que l'on s'efforce d'obtenir à l'aide des médicaments dits diurétiques.

Au bout de huit à dix jours, quelquefois plus tôt, commence une action *apéritive* et *digestive* qui va toujours croissant. Mais ici il est parfois nécessaire de procéder méthodiquement. Chez certaines personnes, les premières doses d'eau de Schwalheim sont difficiles à digérer et déterminent de la *pesanteur épigastrique ;* il faut alors diminuer les doses, les réduire à un quart de verre, par exemple, pris une ou deux fois dans les vingt-quatre heures. En les augmentant ensuite lentement, graduellement, l'accoutumance ne tarde pas à se produire, et dès lors, en raison de sa fraîcheur, de son action stimulante et tonique, l'on peut boire impunément une plus grande quantité d'eau de Schwalheim que d'eau simple.

Bue avant, pendant et après les repas, l'eau de Schwalheim exerce sur les organes digestifs une action extrêmement remarquable, qui a été constatée par tous ceux qui en ont fait usage, et que l'on ne peut attribuer, au même degré, à aucune autre eau minérale.

L'eau de Vichy, dont on fait un si déplorable abus, trouble la digestion plus souvent qu'elle ne lui est favorable ; elle ne convient en aucune façon aux sujets anémiques, asthéniques, débiles, convalescents, dont elle aggrave l'état morbide général, en raison de l'action dissolvante qu'elle exerce sur le sang ; les dangers de l'*alcalinisation* sont aujourd'hui universellement reconnus. Or, c'est précisément chez ces sujets que se montre surtout la dyspepsie, les troubles fonctionnels gastro-intestinaux.

Les eaux de Bussang, d'Orezza, de Spa constipent, et sont souvent difficiles à digérer, parce qu'elles ne contiennent qu'une très-petite quantité de gaz acide carbonique.

L'eau de Schwalheim n'a aucun de ces inconvénients ; par sa composition chimique, *par sa richesse en gaz acide carbonique*, par ses heureuses proportions de fer et de chlorure de sodium, elle est véritablement apéritive, digestive, et le plus ordinairement elle est en même temps *curative*, parce qu'à son *action locale, palliative*, spécialement dirigée contre la gastralgie, la dyspepsie, les troubles digestifs, se joint une *action générale*, éminemment propre à combattre l'*état morbide général*, l'anémie, l'asthénie, dont ces accidents ne sont ordinairement que l'un des symptômes, l'un des effets.

C'est à ses qualités apéritives et digestives que l'eau de Schwalheim doit la réputation dont elle jouit en Allemagne, et particulièrement à Giessen, à Heidelberg, à Marburg; mais il faut bien comprendre qu'elle les doit non-seulement à l'action locale exercée sur les organes digestifs par la grande quantité de gaz acide carbonique qu'elle contient, mais encore à une composition chimique qui la rend énergiquement *tonique et reconstitutive*.

Pendant trois ans, M. Fleury a pu observer à Schwalheim toutes les formes de la *gastralgie*, de la *dyspepsie*, de l'*entéralgie*, de la *diarrhée*, de la *constipation*, et il affirme que toutes les fois que les troubles digestifs ne reconnaissaient pas d'autre cause qu'une anémie, qu'une asthénie générale produites par une vie trop sédentaire, par des excès de travail, par des excès vénériens, par une maladie antérieure; que toutes les fois, en un mot, qu'ils n'étaient pas liés à une lésion viscérale, à une altération organique localisée, l'administration de l'eau de Schwalheim, *intus et extra*, a été rapidement et remarquablement efficace.

Il a vu des malades ne pouvant plus manger ni laitage, ni œufs, ni salade, ni fruits, ni farineux sans éprouver tous les accidents de la gastralgie et de la dyspepsie, suivre au bout d'un mois le régime habituel, sans en éprouver la moindre incommodité; d'autres, chez lesquels l'ingestion de la plus petite quantité d'aliments choisis provoquait du gonflement et de la pesanteur épigastriques, des flatuosités, un dégagement considérable de gaz intestinaux, des douleurs gastro-intestinales, de la diarrhée, de la lienterie, ont été non moins rapidement guéris.

C'est en tenant compte des qualités qui en font, tout à la fois, une boisson très-agréable, un médicament doué d'une grande puissance digestive et un liquide supportant parfaitement l'embouteillage, le transport et la conservation prolongée, que l'on a pu proclamer l'eau de Schwalheim *la meilleure des eaux minérales de table*. A cet égard les opinions sont unanimes.

Mais, nous l'avons dit : l'eau de Schwalheim n'est pas seulement *digestive*, elle est encore *reconstitutive*, c'est-à-dire qu'elle *reconstitue le sang* et régularise, par conséquent, l'innervation.

Pendant trois ans, M. Fleury a vu des *chloroses* accompagnées de *dysménorrhée*, d'*aménorrhée*, de *palpitations nerveuses*, de troubles digestifs et nerveux de toutes sortes, et qui avaient résisté au fer, aux *bains de mer*, à plusieurs eaux minérales, à l'*hydrothérapie*, être parfaitement guéries par un séjour de quelques mois à Schwalheim. Il en a été de même à l'égard de femmes *anémiques* atteintes de *congestion chronique de l'utérus, hystériques*, plongées dans tous les désordres de *l'état nerveux*, et de plusieurs hommes chez lesquels l'anémie était accompagnée d'une *congestion chronique du foie*.

Mais ici je puis parler *de visu* et *de sensu*; j'aime à y

insister, car les notices mensongères de beaucoup de
stations et les réclames éhontées d'une foule d'indus-
triels ont mis en garde contre les éloges décernés à
tout produit naturel ou chimique. Voici donc *quod vidi
et sentii.*

Arrivé à Schwalheim, je dis à M. Fleury : — « Mon
» maître, je meurs de faim; depuis un an et demi je
» sens la vie s'échapper par mes poumons, et il m'est
» physiquement impossible de rendre à mon sang, par
» la nutrition, ce qu'il perd journellement de globules
» et de vitalité. Pertes continues, réparation presque
» nulle, il est clair que je dois fondre; aussi me voyez-
» vous à peu près transparent. A tous les prêtres d'Es-
» culape qui m'ont visité jusqu'à ce jour, je n'ai de-
» mandé qu'une chose : « De grâce, donnez-moi un peu
» d'appétence; je succombe au besoin; au nom du ciel,
» faites-moi manger! » Et ils s'en allaient haussant les
» épaules et se disant : « Pauvre poitrinaire, il croit dé-
» périr parce qu'il ne se nourrit pas, tandis qu'il ne
» peut manger parce qu'il est phthisique! Il se fait illu-
» sion, ce pauvre garçon!...»Et ils ne revenaient plus...
» Et moi je me disais : Pauvre médecine!... Pauvres
» médecins!... »

« Vous mangerez, mon ami, avant huit jours d'ici, je
vous en réponds. » Telle fut la réponse de M. Fleury.

J'hésitais à croire; cependant la haute probité et l'humanité si connue de mon interlocuteur ne permettaient
pas de le soupçonner de promesse légère, et, d'autre
part, sa profonde science et son expérience consommée
le mettaient au-dessus de toute illusion. — Le premier
jour, je me mis à table, et, comme d'habitude, je mâ-
chonnai quelques fragments de viande que je faisais

passer à grande eau. Il en fut à peu près de même pendant les deux ou trois jours suivants. Mais à partir de ce moment, j'ai commencé à prendre les aliments sans répugnance, puis avec indifférence et finalement avec une satisfaction de jour en jour croissante. A l'heure où j'écris ces lignes, j'attends avec impatience le moment du dîner, je mange du pain sec en attendant le potage, je me sers de tous les plats, je prends de la viande deux fois par jour et à différentes reprises : en un mot, j'éprouve une jouissance que je croyais perdue à tout jamais. Je ne me nourrissais plus que par raison, l'eau de Schwalheim me fait manger par *faim*. Il est juste d'ajouter que le traitement hydrothérapique, dont je subis les effets salutaires, contribue pour une large part à produire cet excellent résultat.

Ce que je ressens, tous les pensionnaires de Schwalheim l'éprouvent. A table, on ne se croirait jamais entouré de malades; on dirait, en vérité, assister à un repas de convalescents de fièvre typhoïde.

Aussi l'expédition de l'*eau de Schwalheim* prend des proportions rapidement croissantes et s'élève déjà à plus de 500,000 cruchons par an. Il est aisé de prévoir que du jour où les qualités hygiéniques et curatives de cette précieuse boisson seront connues et appréciées du public, l'exportation acquerra en peu d'années une importance supérieure à celle des eaux de Seltz.

M. le docteur Constantin James confirme pleinement, dans la cinquième édition de son *Guide pratique aux eaux minérales*, ce que je viens de rapporter : « Prise en boisson, dit-il, l'eau de Schwalheim constitue un puissant digestif. Par l'heureuse combinaison de ses principes fixes et gazeux, elle convient dans tous les cas de débilité, soit que celle-ci se rattache à un état humoral, ainsi qu'on l'observe surtout dans l'anémie ou la chlorose, soit qu'elle provienne de l'épuisement de la constitution par des jouissances anticipées, des excès de table, une tension d'esprit trop continue ou d'interminables convalescences. »

Une excellente preuve de la salubrité de l'eau de Schwalheim, c'est que dans les villages où l'on en fait un usage constant, il ne s'est pas, do mémoire d'homme, présenté une seule épidémie de dyssenterie ou de choléra, ni rencontré un cas de calcul ou de maladie de la vessie. A ce dernier égard, l'eau de Schwalheim jouit au contraire d'une puissance curative très-marquée qu'il faut attribuer à ses propriétés diurétiques.

Tout porte à croire que l'usage de l'eau de Schwalheim, en boisson, pourrait être très-avantageusement prescrit aux malades atteints de fièvres typhoïdes. Ces malheureux, consumés par la fièvre, épuisés par la diarrhée, périssent littéralement de soif. Ceci est tellement vrai que les sœurs (excellentes observatrices) de nos hôpitaux disent sous forme de proverbe : Si le malade boit bien, il guérira. Mais que leur donnons-nous à boire? Une eau crue et indigeste, ou une tisane sucrée et altérante, ou une limonade acide et relâchante. Il est évident qu'une eau limpide, gazeuse, éminemment désaltérante, d'une digestion facile et agissant quelque peu sur les voies urinaires, constituerait une ressource inappréciable pour les malades de cette catégorie.

III

LE DOCTEUR FLEURY

Après avoir jeté un rapide coup d'œil sur le théâtre
si intéressant où l'hydrothérapie rationnelle a pour-
suivi pendant trois ans une nouvelle série de succès, il
est temps que j'aborde l'important chapitre de cette
méthode thérapeutique. J'ai pensé cependant que pour
donner une idée exacte, lucide et vraie, de l'arme la
plus puissante peut-être de l'arsenal thérapeutique, il
ne serait pas sans utilité de tracer d'abord et à grands
traits la figure, le caractère du savant qui l'a conçue et
créée, de l'artiste qui l'a forgée et polie de sa propre
main.

Tout le monde sait plus ou moins en quoi consiste
l'hydrothérapie; fort peu de personnes s'en font une idée
vraie ; chacun connaît le nom du docteur Fleury, mais
ils sont rares ceux qui apprécient les mérites de ce bienfaiteur de l'humanité, plus rares encore ceux qui lui
rendent justice. Pourquoi ?...

L'hydrothérapie scientifique a été créée de toutes pièces par M. Fleury ; il en fut le père, il en est resté l'apôtre. Le maître s'est personnifié dans son œuvre de la manière la plus complète : la doctrine hydrothérapique n'est qu'un enchaînement non interrompu et logique des lois les plus stables de la physique, de la physiologie et de l'anatomie; les procédés opératoires ne sont que la mise en action rigoureuse de ces mêmes principes, c'est-à-dire que nous retrouvons dans la théorie l'image de cette intelligence supérieure, amie constante de la raison et de la vérité, et dans l'application ce tact exquis qui ne s'acquiert pas et que j'appellerai volontiers le *sens médical*.

L'étude de l'hydrothérapie ne fut pas le début du docteur Fleury, bien que dès l'année 1837 il publia dans les *Archives générales de médecine* un important mémoire sur cet objet. L'hydrothérapie a été le fruit, la conséquence de ses vastes travaux, au lieu d'en être le mobile et le but, comme il arrive malheureusement trop souvent chez les auteurs systématiques. Elle s'est révélée à un savant qui a su la pressentir et qui lui a dérobé tous ses secrets.

Le *Compendium de médecine pratique*, ouvrage classique par excellence, mine de science où les jouteurs du concours vont encore journellement puiser leurs armes de combat, occupa pendant plusieurs années tous les instants de M. Fleury. Puis vint le concours de l'agrégation, d'où il sortit vainqueur dès la première épreuve, ayant pour rivaux MM. Grisolle, Tardieu et plusieurs autres sommités de la Faculté de Paris. Pendant plusieurs années, le brillant professeur enseigna l'*hygiène* (1), cette science si positive, si amie des lois de la nature et que l'on devrait considérer, à juste titre, comme la base et le couronnement des études médicales, puisqu'elle nous apprend les règles inestimables de la conservation et du progrès de la santé individuelle et publique.

A une science profonde, à une érudition étendue, M. Fleury eut le bonheur d'allier de rares qualités d'âme et de caractère. La rectitude de son jugement eut toujours pour compagne fidèle la droiture de sa conscience. Les défaillances, les misères, les turpitudes et les hontes de la profession médicale soulevèrent son indignation. Joignant le courage de l'action à la délicatesse du sentiment, il osa déclarer la guerre, mais une guerre sans merci à tous les masques, à tous les faux bonshommes de la profession médicale.

Le Progrès parut, et pendant près de trois ans, le charlatanisme, sous quelque nom qu'il essayât de se cacher, fut hebdomadairement flagellé et livré au mépris public. M. Fleury entreprit seul cette lutte surhumaine, seul il eut le courage de la soutenir. On sait qu'en pareille circonstance les encouragements et les approbations ne font pas défaut ; mais les honnêtes gens sont trop souvent timides et préfèrent fermer les yeux sur les abus que de se jeter dans la mêlée. Le plus grand nombre s'abstient et reste indifférent. Ceux qui se sentent éreintés, ou qui redoutent de l'être, crient extrêmement fort, ameutent les ignorants et les ambitieux, et s'il n'est de taille à braver ces violentes tempêtes, le

____

(1) *Cours d'hygiène fait à la Faculté de Médecine de Paris,* 3 vol. in-8°.

critique médical, fût-il l'emblème de la loyauté, risque fort de succomber à la tâche. Il en est de même en tous pays, sans en excepter la Belgique.

Le départ de M. Fleury pour Schwalhein mit fin à un combat où le courage et l'honnêteté d'un seul tenaient en un échec perpétuel l'impudence de la réclame et la forfanterie criminelle de l'annonce. L'art médical perdit son Boileau ; le charlatanisme battit des mains ; quelques hommes de cœur en furent affligés.

Mais laissons le savant et l'érudit, laissons le critique, le soldat d'une sainte cause, et arrêtons-nous un instant au spectacle si consolant du médecin dévoué à ses malades, du prêtre voué avec délices à tous les devoirs d'un noble sacerdoce. M. Fleury, comme beaucoup d'autres, est docteur en médecine ; mais il compte au premier rang de ces quelques natures privilégiées qu'on peut appeler du titre de médecin. Eh quoi ! dira-t-on, un docteur dans les trois branches n'est-il donc pas médecin ? Hélas ! non ; il n'en a souvent que le titre, et mieux vaudrait cent fois, pour l'humanité, que les docteurs de l'espèce n'eussent jamais hanté l'Université.

Pense-t-on sérieusement que ce soit être médecin que de tâter un pouls, regarder une langue et à l'occasion prescrire, parfois un purgatif, tantôt quelques sangsues et toujours la diète avec le repos ? Croit-on que ce soit se montrer médecin que de venir, conformément aux règles de l'interrogatoire, demander à un cancéreux de quelle maladie sont morts ses parents ; à un malheureux atteint de mal du pays, quel est son lieu de naissance ; de faire réciter l'histoire de ses antécédents à un homme crachant le sang ; d'appliquer scientifiquement tous les procédés de la percussion et de l'auscultation à une poitrine déchirée par la douleur ? Est-ce être médecin que de se présenter le front inquiet et découragé devant un malade frappé dans ses sentiments les plus chers ? de hausser les épaules aux questions mille fois douloureuses d'une épouse éplorée ? Est-ce être médecin que de redouter la fatigue ou le simple déplacement, d'éviter le misérable *qui ne paye pas ;* je le demande, est-ce être médecin que d'*abandonner* sournoisement un père de famille infortuné, alors que la vie n'est pas encore éteinte chez lui et qui, la bienfaisante nature aidant, pourra peut-être un jour se relever assez pour demander un compte sévère à ces hommes d'argent, au cœur d'argile, ministres impies et prévaricateurs de la plus sainte des religions !

Ah ! que l'on se fait une idée étroite et fausse de la mission que le médecin est appelé à remplir ici-bas ! Combien l'indifférence et l'inertie du public amoindrissent la responsabilité qui pèse sur lui ! On oublie trop que l'homme qui se voue à la pratique médicale prend charge d'existences individuelles, qu'il se fait dispensateur du bonheur, de l'avenir des familles. Un médecin qui accepte un malade se figure à tort qu'après deux ou trois mois de traitement infructueux, il lui suffit de saluer son client, en lui conseillant de s'adresser ailleurs ; c'est la plus grave des erreurs : non-seulement le praticien inhabile est moralement responsable du mal qu'il fait par une médication vicieuse, le malade est encore en droit de lui reprocher la perte d'un temps précieux, pendant lequel il eût peut-être pu se sauver, s'il ne s'était pas adressé à un industriel qui n'en voulait qu'à son argent, ou à un ignorant qu'un amour-propre insensé empêchait d'avouer son impuissance.

M. Fleury n'abandonne jamais un malade, jamais l'espoir ne l'abandonne ; et, comme il dispose des ressources infinies d'un art admirable, mises en harmonie avec les sublimes efforts de la nature, il en résulte que bon nombre de ses cures sont de véritables résurrections.

D'un abord extrêmement facile et sympathique, M. Fleury entre en rapport avec son malade sans la moindre emphase ; d'emblée il capte sa confiance par la simplicité de son langage et de ses allures, par la sollicitude de son regard compatissant. Certaines personnes éprouvent quelque hésitation à reconnaître dans ce bonhomme (celui-ci du moins en est un véritable) l'une des célébrités les plus pures de la médecine moderne.

Je n'ai pas éprouvé ce sentiment ; j'ai trouvé M. Fleury tel que je me plaisais à me le représenter. Il m'a toujours répugné de croire que le vrai talent pût être autre que modeste. Quelle plaisanterie qu'un homme de génie rengorgé dans un col orgueilleux et majestueusement drapé dans un vaste manteau ! Qu'il est petit celui qui croit devoir donner une idée de l'étendue et de la force de son intelligence par l'ampleur et la forme de son vêtement ! Quelle idée peut-on se former d'un médecin qui semble chercher par la cambrure de son torse à vous imposer le respect ! On dirait vraiment que son importance doit se mesurer à l'arc décrit par sa paroi thoracique. Que dire de cet autre qui au premier coup d'œil jeté sur un malade s'écrie : « Cet homme est atteint de pneumonie ! oui, de pneumonie ; je dis cela sans l'avoir examiné, et pourquoi dis-je cela ? *Ma foi, je n'en sais rien !* » Le talent réel a des apparences et des allures moins grotesques.

M. Fleury est très-sobre de questions, et celles qu'il fait sont précises et vont au but. Mais s'il parle peu, il observe constamment. Il étudie son malade toujours et partout : à la promenade, à la douche, à table, à la lecture, au jeu, n'importe où il se trouve. Rien n'échappe à son regard perçant, bien que son œil semble se cacher derrière les replis de sa mobile paupière — Mais c'est une occupation continuelle que d'observer ainsi un certain nombre de malades ? — Oui, c'est une occupation, un véritable travail, et c'est parce qu'il s'y livre avec amour et constance que M. Fleury n'est pas un médecin comme tout le monde.

Arrivé à une juste célébrité après trente années de labeur, M. Fleury aurait incontestablement le droit de se livrer au repos. Pourquoi ne le fait-il pas ? Décidément, ici encore, M. Fleury n'agit pas comme tout le monde.

Tous les malades que M. Fleury traite sont soignés par sa propre main. Tous les jours, depuis vingt ans, M. Fleury donne, à sept heures du matin, le signal de la douche et l'administre lui-même à ses patients indistinctement. L'après-midi, à quatre heures, il renouvelle la même corvée, avec la même exactitude. Et pour cela il se prive de toute distraction, de tout voyage ; il interrompt son travail, sa lecture, son sommeil. Cependant il lui serait si facile d'avoir un doucheur !

Je ne sais jusqu'à quel point j'ai réussi à atteindre mon but, mais j'ai essayé de montrer, dans ce chapitre, que quand une méthode rationnelle est édifiée par un homme de la trempe de M. Fleury, en dépit de toutes les attaques de la haine, de la jalousie, de la paresse, et qu'elle procure, pendant vingt ans, à son auteur, des succès journaliers, publics, éclatants ; cette méthode, indépendamment de sa valeur intrinsèque, emprunte à son promoteur une autorité qui doit la faire accepter par tout homme doué de bon sens et non circonvenu par les paradoxes creux d'une stupide prévention.

IV

L'HYDROTHERAPIE RATIONNELLE OU SCIENTIFIQUE.

Avant Priessnitz, aucune règle, aucun précepte constant ne présidait à l'application de l'eau froide ; le hasard, le caprice seuls décidaient, et chaque partisan de la médication en faisait usage au gré de ses impressions momentanées, ou suivant la doctrine médicale régnante. Priessnitz systématisa ; ce fut un bien, ce fut un mal. Ce fut un bien en ce sens que l'hydrothérapie sortit dès lors du vague et de l'incertitude dans lesquels elle restait ensevelie depuis toujours ; elle prit place parmi les moyens de curation auxquels la science même doit reconnaître une valeur, parce que leur emploi est soumis à des règles plus ou moins coordonnées. Les règles établies par Priessnitz n'étaient pas nombreuses ; il n'en reconnaissait guère qu'une seule, toujours et partout la même, une loi sans exception, une formule invariable. La règle était mauvaise, mais enfin c'en était une ; son application produisit de grands bienfaits, mais par contre, elle dut conduire à des insuccès bien fâcheux. Pour Priessnitz il n'y avait ni âge, ni sexe, ni constitution, ni tempérament ; la maladie était une, le traitement devait être un.

Les revers dus à la médication, dit Delmas, tinrent toujours à deux causes principales : à son application exclusive dans tous les cas, à la formule systématique adoptée par chaque hydriâtre. Le plus grand vice du système de Priessnitz est sa formule unique pour tous les cas, et l'absence complète de contrôle sérieux pour diriger les malades dans leur traitement. Malgré les écrits sur l'hydrothérapie de Græfenberg, nous sommes loin de connaître parfaitement les résultats obtenus par Priessnitz. M. Boyer a soulevé un coin du voile et nous a fait entrevoir combien les mécomptes furent nombreux dans cet établissement, parce que tout y était confié au hasard et au caprice des malades.

Toutefois, la guérison fut dès lors la terminaison la plus fréquemment observée à Græfenberg, ce qui nous prouve de la manière la plus évidente l'excellence intrinsèque du moyen mis en usage.

Il était réservé au docteur Fleury de mettre en lumière, de faire comprendre cette action vivifiante de l'eau froide, action dont l'humanité avait constaté depuis dix-huit siècles l'influence régénératrice, mais dont elle ignorait absolument le *modus agendi ;* il lui était réservé de soumettre aux lois communes de la physique et de la physiologie des faits qui jusqu'alors avaient semblé s'y soustraire invinciblement. M. Fleury fonda l'hydrothérapie proprement dite, science toute nouvelle, science de raison et de pratique, sœur et compagne d'une doctrine médicale qui ne tardera pas à se développer et à s'étendre sur les ruines déjà froides de la médecine du jour : l'incertitude et la fantaisie.

« Les beaux travaux, dit M. Fleury, qui, dans ces dernières années, ont jeté une si vive lumière sur la *physiologie hygique*, ont fait naître une science corrélative, la *physiologie pathologique*, et celle-ci, à son tour, doit conduire nécessairement à la *physiologie curative*, c'est-à-dire à des méthodes thérapeutiques qui, pour maintenir ou rétablir l'état organique et fonctionnel qui constitue la santé, s'adresseront à des agents dont l'action est plus puissante, plus certaine et mieux déterminée que celle de la plupart des agents médicamenteux : c'est-à-dire aux fonctions elles-mêmes de l'organisme (1). »

La médecine en général a pour principe de rétablir la santé en détruisant le mal, de surmonter l'obstacle en attaquant celui-ci, de s'attaquer, en un mot, à un ennemi le plus souvent inconnu.

La doctrine du docteur Fleury consiste, tout au contraire, à développer la santé générale pour étouffer le mal local, à combattre les congestions partielles en régularisant la circulation générale, de vaincre la *résistance* par le développement graduel de la *puissance;* enfin, et ceci est d'une importance capitale, de tourner un adversaire trop souvent *inconnu* pour s'adresser à un levier dont on connaît d'avance toutes les qualités : j'ai nommé l'harmonie fonctionnelle, la santé, resultante de l'action régulière de toutes les fonctions. On le voit,

(1) *Traité thérapeutique et clinique d'hydrothérapie.* — De l'application de l'hydrothérapie aux maladies chroniques dans les établissements publics et au domicile des malades; 3ᵉ édition, Paris, 1866.

c'est l'antipode de la médecine de nos écoles; et dire que cette doctrine a fait ses preuves!

« Homme de science, dit de son côté le docteur Tartivel, M. Fleury a voulu une hydrothérapie scientifique. A *priori*, déjà, et à plus forte raison après examen et expérimentation, il a repoussé une formule toujours la même, invariablement opposée aux maladies les plus différentes; il a repoussé l'hypothèse de la matière peccante et des crises; il a repoussé une réfrigération et une fatigue musculaire continues et poussées jusqu'à l'extrême; il a repoussé une exagération ridicule et une systématisation impossible.

» Décomposant un tout très-complexe, pour en étudier isolément les parties, M. Fleury a consacré plusieurs années de patientes et pénibles investigations à rechercher sur lui-même l'*action physiologique* de chacun des modificateurs composant le tout hétérogène et systématique imaginé par Priessnitz; il a constaté que chacun de ces modificateurs a une action physiologique particulière, spéciale, variable, dans certaines limites, suivant le *procédé* d'après lequel chaque modificateur est appliqué.

» C'est ainsi que M. Fleury a déterminé les actions physiologiques très-différentes qui sont exercées par les immersions et par les douches; celles qui se rattachent à la forme, à la durée et à la puissance des douches; à la température de l'eau et du milieu ambiant; à la constitution, au tempérament, à l'idiosyncrasie des sujets; à l'usage de l'étuve sèche et de l'enveloppement sec ou humide, au régime, à l'exercice, etc., etc.

» C'est ainsi qu'il a constaté les dangers des douches trop énergiques ou trop longues; des applications hydrothérapiques trop multipliées ; qu'il a établi des rapports qui doivent exister entre les conditions de l'application froide et les facultés de réaction que possède chaque individu.

» C'est ainsi qu'il a déterminé les effets spéciaux produits par la douche en cercles, par le bain de siége à eau courante, par les douches locales appliquées *loco do lenti ;* qu'il est arrivé à donner un rôle prépondérant à la *douche mobile*, devenue entre ses mains le *principal agent du traitement hydrothérapique*, agent non plus mécanique, comme une douche qui jaillit toujours la même, un robinet ayant été ouvert, mais agent intelligent, comme le bistouri aux mains du chirurgien ; agent modifiable à l'infini, et incessamment modifié suivant les INDICATIONS que présentent chaque jour, à toute heure, chaque malade, chaque maladie envisagée dans sa nature, sa marche, ses complications, etc., etc.

» C'est après s'être solidement établi sur ces recherches expérimentales, base de toute THÉRAPEUTIQUE RATIONNELLE ; c'est après avoir déterminé, avec le soin et la précision que commandent la méthode d'observation, les effets exercés par les modificateurs hydrothérapiques sur les FONCTIONS ORGANIQUES, sur la respiration, la circulation centrale et capillaire, l'innervation envisagée dans ses organes centraux et dans ses innombrables ramifications, dans ses influences directes, par sympathie et par action réflexe ; sur la température animale ; sur la digestion, l'absorption, l'assimilation, les sécrétions ; c'est alors que M. Fleury a décomposé l'hydrothérapie empirique et systématisée, la formule invariable de Priessnitz, en plusieurs MÉDICATIONS distinctes, nettement caractérisées par les procédés d'application, le *modus faciendi*, et par les influences exercées sur les fonctions organiques. »

Notre intention n'est pas d'entrer dans le détail des nombreuses médications hydrothérapiques, ce serait résumer la plus grande partie du Traité de M. Fleury, et nous ne lui avons déjà que trop emprunté.

Nous ne terminerons cependant pas sans appeler l'attention sur les effets extraordinaires produits par l'hydrothérapie dans le traitement de plusieurs affections chirurgicales, particulièrement les tumeurs blanches, les caries, les roideurs articulaires, etc., etc., affections malheureusement très-fréquentes dans plusieurs parties de notre pays, et sur la thérapeutique desquelles il existe encore de grandes incertitudes dans le corps médical.

Les maladies chroniques, on le sait, sont le triomphe de l'hydrothérapie; c'est ici qu'elle opère de véritables résurrections; les maladies si rebelles de la matrice, du foie, des reins, cèdent à son emploi avec une étonnante facilité; celles, si intraitables, du cœur et du poumon, obéissent à sa toute-puissance. C'est un spectacle bien merveilleux que de voir un organisme miné jusqu'à la trame par un mal réputé incurable, se ranimer, se relever insensiblement sous cette influence magique.

V

L'EAU FROIDE AGENT D'ÉDUCATION PHYSIQUE.

J'ai toujours pensé qu'on réformerait
le genre humain, si l'on réformait l'éducation de la jeunesse.

LEIBNITZ. *Epist. ad Placcium.*

La dégradation progressive de la race humaine sous le rapport physique est un fait constant, admis par tout le monde. Les savants, les philosophes, les moralistes, les hommes d'État, ont pris un égal intérêt à rechercher les causes d'un fait aussi grave. Différentes raisons plus ou moins plausibles ont été invoquées : les uns n'ont vu dans la dégénérescence de l'espèce que l'application d'une loi naturelle qui veut que toute espèce, comme tout individu, ait ses périodes de croissance, d'état et de déclin. L'humanité aurait donc dépassé son apogée, et elle se trouverait fatalement engagée dans la voie de la décrépitude.

D'autres ont cru reconnaître dans cette dégradation les conséquences désastreuses de plusieurs maladies graves qui ont ravagé l'ancien monde dans ces derniers siècles, telles que la syphilis, par exemple. Suivant plusieurs, enfin, la race déclinerait par le seul fait de la *civilisation*, de la concentration des populations et du relâchement des mœurs.

Toutes ces causes, certainement, et beaucoup d'autres encore, ont contribué à produire le résultat que nous constatons; mais il serait complétement injuste d'attribuer à une seule d'entre elles une influence absolue. Il est positif que la multiplication exagérée des hommes dans des espaces limités, a rendu l'existence physique plus précaire; les nombreuses années de disette et de crise que nous avons traversées dans ces derniers temps ont évidemment porté un coup funeste à la plupart des populations de l'Europe, et ont puissamment concouru à l'extension du paupérisme. L'introduction et la multiplication des manufactures, des usines; l'abus toujours croissant des boissons alcooliques, du tabac, etc., doivent également occuper une place importante parmi les facteurs de notre ruine physique. Mais il est un point essentiel, un point capital, sur lequel on passe avec trop de légèreté et qui devrait cependant préoccuper au premier chef les hommes d'État et les philanthropes de tous les pays : c'est l'éducation *physique de la jeunesse*. Là est le nœud du grand problème social que nous abordons en ce moment, et aussi longtemps qu'on n'avisera pas sérieusement aux moyens d'établir cette éducation sur des bases vraiment rationnelles et physiologiques, on peut être certain de n'obtenir que des résultats nuls ou à peu près. Ce n'est pas seulement en améliorant ses conditions d'existence ou en lui faisant manger du sel qu'on développera les forces de l'homme et qu'on allongera la durée de son existence. Pour avoir des hommes, il faut former des enfants.

L'histoire nous apporte encore ici le secours de son irrévocable témoignage. Il est incontestable que l'éducation physique a contribué pour une part très-importante à la puissance et à la splendeur des anciens peuples. A Sparte, on poussait si loin le culte de la force physique, qu'une loi ordonnait d'immoler impitoyablement les enfants atteints d'une infirmité grave. Toutes les institutions : les courses, les jeux, les luttes, les danses, les bains, les onctions, les frictions, étaient empreintes du même esprit et tendaient au même but. Les Romains suivirent la voie tracée par les Grecs, et leur grandeur dura autant que la virilité de leur éducation.

Dans ces temps, on croyait au *mens sana in corpore sano*, et les œuvres inimitables de littérature et de beaux-arts produites par l'antiquité semblent confirmer pleinement cette proposition.

Nous, qui nous proclamons des hommes d'intelligence et de progrès, nous semblons avoir pris à cœur de marcher dans la voie directement opposée. L'éducation intellectuelle absorbe tous nos soins. Qu'importe à un épicier que son fils soit anémique et brisé à vingt-cinq ans; s'il en a fait un avocat ou un médecin, n'a-t-il pas atteint le comble de ses désirs? Le malheureux! En France, l'examen d'entrée de la marine se fait à quatorze ans *au plus tard*, et cet examen est presque aussi chargé que celui de gradué en lettres! La scienc s'est développée au point d'être triplée, décuplée en .étendue, et de jour en jour les études se terminent à un âge moins avancé! Quand un enfant sort du collége ou revient en vacances, les parents se soucient bien plus de lui demander le *quantième* il a été en thème grec, que de s'assurer s'il a les os garnis de muscles.

Est-ce à dire qu'il faille réduire les études, tronquer la science? Oh! non; bien qu'il soit extrêmement désirable que les études humanitaires et académiques ressemblent un peu moins à un steeple-chase insensé qu'elles ne le font aujourd'hui, il serait téméraire de réclamer une semblable réduction; jamais on ne l'obtiendra. Peut-être réussira-t-on à faire allonger d'une année ou deux la durée des études. Ce serait un grand bienfait. Mais ce qu'il importe d'obtenir, c'est de faire *marcher de front* l'éducation physique avec l'éducation de l'intelligence, c'est de développer le corps en même temps qu'on forme l'esprit et le cœur de l'enfance.

« La statistique proclame, dit M. Esquiros, que dans les villes et les campagnes de la Grande-Bretagne où les stimulants gymnastiques sont plus ou moins négligés, la population locale tend à décroître et à dégénérer, tandis qu'elle s'accroît et se développe dans tous les endroits où les exercices virils sont en honneur. »

Le système d'éducation a tenu compte de ces résultats. A Eton, à Westminster, à Harrow, à Rugby, à Winchester, dans toutes les grandes écoles anglaises, l'on s'applique aujourd'hui à établir l'équilibre entre les exercices de l'intelligence et ceux du corps.

Une nouvelle méthode s'est même introduite dans certaines écoles publiques. Les élèves ne consacrent à l'étude qu'une moitié de la journée, tandis que l'autre moitié est entièrement employée en jeux et en exercices gymnastiques.

Or, il résulte d'une enquête sur l'état de l'éducation dans la Grande-Bretagne, publiée en 1861, que les élèves qui ne passent chaque jour que quelques heures dans les classes, sont plus intelligents et font des progrès plus rapides que ceux qui pâlissent toute la journée sur leurs livres.

« Les Anglais, ajoute M. Esquiros, ont calculé que les forces produites par ce système de diversion équivalent pour le travail à un accroissement d'un cinquième de la population britannique (1). »

Comment réussirons-nous à résoudre ce problème difficile? Par quels moyens développerons-nous la santé, la force de la constitution, la résistance vitale, sans empiéter sur un temps précieux, dont toutes les minutes sont mathématiquement partagées entre les divers exercices intellectuels?

La *gymnastique* est incontestablement un agent d'éducation physique d'une puissance énorme, et ceux qui en font un usage convenable n'ont qu'à se louer de son emploi. Malheureusement le bienfait de la gymnastique ne profite pas à tous les jeunes gens, et surtout pas à ceux qui en éprouvent le plus grand besoin. Je m'explique :

Les exercices gymnastiques sont volontaires, ils exigent une certaine force physique, ils absorbent un temps assez considérable et présentent plus d'un danger. Or, quels sont les enfants qu'il importe avant tout de fortifier? Ce sont ces petits êtres chétifs, frileux, au teint

(1) *Revue des Deux-Mondes.* 1ᵉʳ mai 1862.

pâle et décoloré, aux membres grêles et débiles, à l'intelligence précoce et ardente, chez lesquels les facultés de l'entendement semblent absorber toutes les forces de l'organisme. Mais ces jeunes gens abhorrent et fuient les exercices corporels; ils sont trop faibles pour s'y livrer, ils seraient surmenés et n'en retireraient que l'inconvénient de la fatigue excessive; d'autre part, leurs goûts les appellent vers des récréations moins violentes : ils préfèrent la conversation, la lecture; ils arrivent souvent à s'instruire même en s'amusant; enfin, comme ils ont le sentiment de leur fragilité, ils redoutent les efforts et les grands mouvements.

La gymnastique est donc tout à fait insuffisante pour atteindre le but que nous poursuivons. Il faut un agent d'une application générale et facile, qui fortifie toutes les constitutions, mais surtout celles qui sont débiles et anémiées ; dont l'usage puisse être prescrit réglementairement, qui n'offre ni danger ni inconvénient, et dont l'efficacité ne puisse être contestée par personne.

Cet agent, c'est l'eau froide administrée de façon à en obtenir les seuls effets stimulants; c'est la douche d'eau froide, générale, en pluie et de courte durée.

Sous l'influence de cette ablution quotidienne, on voit bientôt la peau s'animer, se colorer par l'essor remarquable de la circulation capillaire. Un sang vif et vermeil vient vivifier cette vaste surface où s'accomplissent les phénomènes si importants de la vie végétative. L'activité fonctionnelle de l'enveloppe cutanée et la régularisation de la circulation entraînent, comme conséquences inévitables, une assimilation plus complète, une meilleure nutrition, donc une digestion plus parfaite et une appétence plus prononcée.

Mais la stimulation de la peau par lès douches froides produit une autre conséquence qu'il importe de signaler; elle détruit chez l'enfant la tendance aux phlegmasies des muqueuses (corysa, rhume, grippe) en dégageant les parties profondes dans lesquelles la circulation se trouve très-souvent gênée ou inégalement active.

Il suffit d'une quinzaine de jours souvent pour voir cette métamorphose s'opérer, surtout chez les sujets pâles, passablement bien portants du reste, mais chez lesquels la peau, privée de stimulation convenable, se trouve dans un état d'inertie perpétuelle.

Si l'on songe que les effets qui viennent d'être énumérés se répéteront chaque jour pendant les huit ou dix ans que dure l'éducation primaire et moyenne, on reste frappé de l'étendue du résultat final. Pour moi, qui ne vois ici, à Schwalheim, que des constitutions détériorées par de longues et cruelles maladies (hélas ! tous mes compagnons ne sont venus ici qu'après avoir subi, comme moi, la condamnation de la docte Faculté !); pour moi, qui suis témoin de la régénération relativement rapide de ces organismes exténués, je demeure convaincu, par l'invincible logique des faits, que l'introduction des applications quotidiennes d'eau froide dans les établissements d'instruction conduirait, à coup sûr, à une transformation radicale de la santé publique. Là est le remède à la hideuse scrofule, au rachitisme, à la phthisie ; là est le moyen prophylactique à opposer aux ravages des épidémies. Augmentez la force, la résistance vitale, vous le pouvez, en attendant que la médecine se soit convertie à la doctrine de raison qui lui est offerte. Plus tard, quand la médecine se sera confondue avec l'hygiène, nous aurons réalisé cet axiome, qui devrait être considéré comme la fin de l'art : *Si vis sanitatem para morbum.*

Eh ! qu'en coûterait-il pour introduire une réforme si simple en elle-même et si grande par ses effets ? Bien peu de chose : une douche en pluie et rien de plus.

Après le réveil, les enfants viendraient se déshabiller dans une salle partagée par des cloisons en un certain nombre de compartiments, s'y envelopperaient d'un peignoir en grosse toile (qui ferait partie de leur trousseau), puis passeraient dans la salle de douches, où ils recevraient la pluie pendant cinq à dix secondes, rentreraient ensuite dans la première pièce pour s'y r'habiller et iraient frais et dispos se livrer, après une courte promenade, à leurs exercices ordinaires.

Je n'insiste pas sur les avantages hygiéniques au point de vue de la propreté ; les bains, la natation avec ses dangers, les ablutions des pieds, etc., deviendraient superflus et seraient supprimés de fait.

Quant au temps qui serait absorbé par la pratique des douches, il ne doit vraiment pas entrer en ligne de compte. La durée moyenne de la douche étant de six secondes, il s'ensuit qu'un simple appareil manié par une personne suffirait pour doucher 180 élèves en moins d'un quart d'heure. On conçoit que rien n'empêche de doubler, de tripler, etc., la rapidité de l'opération, il suffit de donner une dimension plus grande au tuyau de descente pour qu'il puisse alimenter simultanément deux, trois ou un plus grand nombre de pommes d'arrosoir, la quantité totale d'eau à dépenser restant évidemment la même.

L'école des enfants de troupes établie à Alost se présente dans les conditions les plus propices pour l'introduction de ce grand perfectionnement dans l'éducation physique. Grand nombre des jeunes gens qui fréquentent cette école ont été élevés dans des conditions hygiéniques peu favorables, et leur constitution se ressent manifestement de cette insuffisance du premier développement. Ces jeunes gens, ne l'oublions pas, sont les enfants du pays, de l'armée, ils rentreront dans l'armée et lui fourniront ses éléments les plus dévoués. Aussi le gouvernement les entoure-t-il de tous les soins qu'inspire une sollicitude éclairée et active. Le pays lui tient compte de cette noble préoccupation ; l'organisation de l'école des enfants de l'armée a été saluée par la nation comme une œuvre de sagesse et de patriotisme ; et tous les efforts qui seront tentés pour perfectionner une institution aussi éminemment populaire rencontreront invariablement les sympathies unanimes de la nation et de ses mandataires.

Que si, contre toute attente, on conservait le moindre doute quant à l'efficacité finale de l'emploi de l'eau froide dans les établissements d'éducation, il serait un moyen de contrôle et de vérification d'un usage bien facile. Il suffirait de relever (en pour cent) quel a été dans ces dernières années la moyenne des journées d'infirmerie fournie par les élèves, et de noter les mêmes données après l'introduction de l'*hydro-gymnastique*.

Ai-je besoin d'ajouter que l'exemple décisif de l'école militaire d'Alost, entraînerait bientôt et fatalement une réforme analogue dans nos établissements d'instruction publique et privée? Au département de la guerre, à l'initiative infatigable de son chef libéral reviendra l'honneur d'avoir doté la Belgique, la première entre toutes les nations, de cet immense bienfait social et humanitaire.

VI

CONCLUSIONS.

L'eau minérale de Schwalheim est la boisson de table
par excellence.

*
* *

Elle donne de l'appétit à ceux qui en manquent, et
fait digérer ceux qui en ont beaucoup.

*
* *

C'est l'antidote de la gastralgie et des nombreuses
variétés de dyspepsie.

*
* *

Par ses propriétés rafraîchissantes et diurétiques, elle
convient très-bien dans les fièvres continues, surtout
dans la fièvre typhoïde.

*
* *

L'influence bienfaisante de l'eau froide a été recon-
nue par tous les peuples et dans tous les temps.

Il est incontestable que les anciens puisaient une partie de leur santé et de leur virilité dans les applications froides, dont ils faisaient un fréquent usage.

*
* *

Priessnitz n'a connu que l'eau froide; l'hydrothérapie est restée pour lui un mystère, qu'il a souvent réalisé, mais qu'il n'a jamais su pénétrer.

*
* *

La thérapeutique ne comporte pas de formule invariable.

*
* *

L'hydrothérapie rationnelle du docteur Fleury est l'expression de cette médecine. Elle est une et simple dans son essence, complexe et infinie dans ses effets. C'est le caractère de la nature.

*
* *

Tout se lie dans l'organisme, la lésion d'un organe entraîne le dérangement de la fonction, et celle-ci trouble toutes les autres avec lesquelles elle s'harmonise.

*
* *

Il y a des maladies organiques, il en est de fonctionnelles.

*
* *

Il existe donc une santé organique et une santé fonctionnelle.

*
* *

La médecine ordinaire s'attaque directement à la lésion locale, sans se préoccuper beaucoup du désordre qui s'est déclaré dans le concert des fonctions. La médecine hydrothérapique vise surtout à rétablir l'harmonie fonctionnelle dans les limites du possible.

*
* *

La première cherche à réduire la *résistance* (la maladie), pour permettre à la *puissance* affaiblie (santé générale) de reprendre le dessus; la seconde s'efforce de développer la *puissance,* certaine de l'emporter ainsi sur la résistance.

*
* *

Celle-là frappe fort, mais souvent à côté; celle-ci frappe doucement, longtemps et toujours juste.

*
* *

L'une procède de l'inconnu (maladie) vers le connu (santé); l'autre marche du connu (concours des fonctions physiologiques) vers l'inconnu.

*
* *

Les congestions partielles sont les causes de la plupart des maladies. Pour rétablir l'équilibre de la circulation, la médecine vulgaire ne trouve rien de mieux que d'enlever le trop-plein du sang; dans la doctrine hydrothérapique, on trouve plus rationnel de répartir uniformément la masse du liquide. La quantité de sang n'a pas augmenté par la maladie, au contraire; seulement elle s'est inégalement partagée; pourquoi donc en soustraire une partie?

*
* *

Enfin la médecine ordinaire est presque toujours nuisible quand elle n'est pas utile; la médecine hydrothérapique, au contraire, est toujours bienfaisante, puisqu'elle développe la puissance vitale, donc les chances de vie.

**

L'eau froide agit comme *sédatif* ou comme *stimulant* suivant la manière de s'en servir.

**

La température de l'eau, le mode, la forme d'application, la durée, la continuité du contact, la température du milieu ambiant, la constitution du sujet, déterminent la production de l'une ou de l'autre de ces actions.

**

La hauteur du réservoir, le calibre des tuyaux, la lumière des ouvertures de l'arrosoir ou des lances ne peuvent être changés sans qu'il en résulte une révolution dans les effets obtenus.

**

L'hydrothérapie guérit, sans inconvénient pour le malade, mais non sans dérangement pour le médecin.

**

L'hydrothérapie est une médecine d'*action* et de patience.

**

Il n'y a pas de *formule fixe* en hydrothérapie ; celle-ci doit être maniée par un médecin instruit et ne jamais être abandonnée à des infirmiers.

**

La durée de la douche doit être proportionnelle à la puissance de réaction de chaque sujet.

**

Il est essentiel que la température de l'eau soit de 8 à 10° centigrades.

.*.

Il n'y a pas de réactionnomètre, mais il existe un *tact* médical.

.*.

Une douche trop courte n'a jamais d'inconvénients, une douche trop longue en a toujours.

.*.

Une douche trop faible a autant d'inconvénients qu'une douche trop forte.

.*.

On ne devient pas médecin hydropathe du jour au lendemain; il faut une *étude* sérieuse pour comprendre la méthode, il faut surtout un *apprentissage* assidu pour bien l'appliquer.

.*.

Les livres ne suffisent pas pour acquérir la connaissance de cette méthode. Il faut que le maître la démontre, l'enseigne, la pratique sous les yeux de l'élève; il est nécessaire que l'élève l'apprenne et l'essaye sous les yeux du maître.

.*.

Mal instituer la méthode, c'est la compromettre; mieux vaut ne rien tenter.

.*.

Une clinique hydrothérapique est indispensable.

.*.

L'efficacité *prompte* et *constante* de l'hydrothérapie dans le traitement des fièvres intermittentes est un fait qui n'est plus contesté.

***

Le traitement hydrothérapique des fièvres intermittentes est d'un grand intérêt pour les hôpitaux militaires. (Napoléon III.)

***

Il n'y a pas plus de fièvre militaire qu'il n'y a d'ophthalmie militaire.

***

Le traitement hydrothérapique supprimerait de nombreux congés de convalescence.

***

L'emploi de l'eau froide comme moyen d'éducation physique soulève et réduit l'un des plus grands problèmes sociaux des temps modernes : la régénération de l'espèce.

Paris. — Typ. Dupray de la Mahérie, 26, boulevard Bonne-Nouvelle (Impasse des Filles-Dieu, 5). 363.

TABLE DES MATIÈRES